MÉTHODE
POUR
RAPPELLER LES NOYÉS
A LA VIE,
Recueillie des meilleurs Auteurs.

Par M. DE VILLIERS, Docteur en Médecine, ancien Médecin des Armées du Roi de France en Allemagne, & Médecin de la Faculté de Paris.

A PARIS,
DE L'IMPRIMERIE ROYALE.

M. DCC. LXXIV.

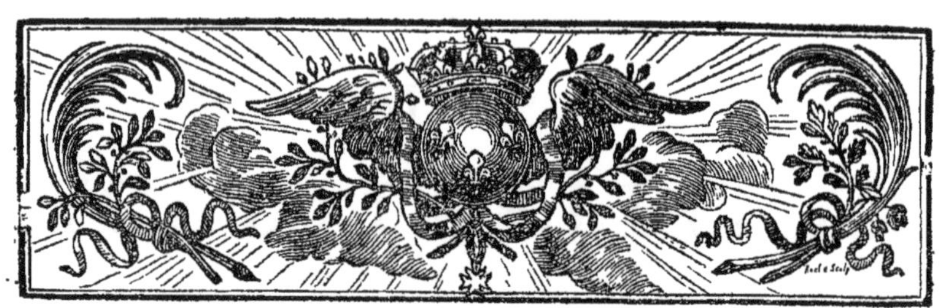

MÉTHODE

Pour rappeller les Noyés à la vie.

LES Obſervateurs de tous les ſiecles nous ont tranſmis des faits relatifs à la queſtion préſente ; mais, comme ils ſe trouvent répandus dans des ouvrages qui ne ſont pas entre les mains de tout le monde, & que d'un autre côté il n'exiſte pas autant d'obſervations qu'on peut croire qu'il y a eu d'accidens de cette nature, parce que ſans doute ils n'auront pas été tous décrits, il étoit naturel de penſer à mettre en un corps cette doctrine particuliere, afin qu'elle pût être connue généralement, & perfectionnée autant qu'elle mérite de l'être. On trouve cette idée exécutée en partie depuis le milieu de ce ſiecle. La Phyſique de nos jours, plus éclairée, offrant des ſecours inconnus à ceux qui nous ont précédés, & ſervant auſſi de pierre-de-touche, pour adopter ce qu'ils nous ont laiſſé de bon, & pour rejetter ce qui ne l'eſt pas ; on a tout lieu de croire que les Auteurs modernes ont laiſſé ce qu'il pouvoit y avoir d'inutile ou d'abſurde dans les traitemens perpétués

par une tranſmiſſion orale, qui fait toute la ſcience du vulgaire, ou conſervés dans des Livres capables de donner des préjugés à une claſſe d'hommes faits pour n'en pas avoir, & chez qui il feroit dangereux d'en trouver. Il falloit enfin fixer les idées ſur le traitement des Noyés, en rapprochant & en comparant les obſervations les plus exactes & les traitemens les plus éprouvés : c'eſt ce que M. Iſnard a exécuté dans ſon ouvrage, qui a remporté le prix de l'Académie de Beſançon en 1762. (*a*)

Nous ne devons pourtant pas laiſſer ignorer qu'après toutes les précautions priſes pour raſſembler tous les ouvrages publiés en ce genre, les obſervations ſur les noyés ne ſont pas auſſi nombreuſes, à beaucoup près, que celles qui ont été faites ſur d'autres claſſes de maladies ; elles ne ſont qu'un point dans les faſtes de la Médecine, ſur-tout quand on leur compare les travaux infatigables des Anatomiſtes, & toutes les expériences qu'ils ont pourſuivies avec une ardeur ſoutenue pendant toute leur vie, pour arriver à la découverte des fonctions de quelque organe. Il eſt vrai que les occaſions de voir des noyés ſont plus rares que les accidens ; elles n'attendent pas, & les obſervateurs ne ſe trouvent pas toujours ſur les lieux : mais ces difficultés ne doivent pas être miſes en parallele avec les entraves que les formalités de la Juſtice ont dû mettre dans leurs

(*a*) Le cri de l'humanité en faveur des perſonnes noyées, *ou* Moyens faciles pour les rappeller à la vie. *Paris*, *Prault*, *1762*, in-8° *de quarante-huit pages.*

opérations. Cette défenſe de toucher à un noyé qui ne donne plus de ſigne de vie, excepté pour lui tirer la tête hors de l'eau, en attendant que la Juſtice vienne le lever, a ſans doute été fondée en raiſon, lors de ſon inſtitution; mais, comme toute bonne politique ne tend qu'au maintien de l'ordre, & que cet ordre eſt toujours ſubordonné à la conſervation de l'eſpece, on préſume que cet uſage de lever judiciairement un noyé, pourra ſe concilier avec les ſecours dus à l'humanité. Ces ſecours ne ſe donnent guere ſans beaucoup de témoins, dont on peut tirer le plus grand avantage, en leur demandant ſi au lieu des moyens utiles & reçus, on n'en a point employé de nuiſibles. D'ailleurs il n'eſt pas probable qu'un ſeul homme qui en auroit jetté un autre dans l'eau, fît ſemblant de s'occuper à le ſauver : un criminel n'a pas d'intérêt de rappeller à la vie celui qui peut dépoſer contre lui; & il ſeroit encore plus abſurde que ce même criminel retirât le noyé de l'eau, après l'avoir tué avant que de l'y jetter. La Hollande nous a donné l'exemple du ſoulagement des noyés, ſans donner atteinte aux formalités de la Juſtice. Les Magiſtrats de pluſieurs villes, y ont fait publier des Ordonnances » autoriſant tout Chirurgien »à faire tirer les noyés hors de l'eau, lors même qu'ils »ne donnent plus de ſigne de vie; à les faire tranſporter »dans les maiſons voiſines, ſoit bourgeoiſes, ſoit au»berges ou cabarets, & à leur adminiſtrer tous les »moyens capables de les rappeller à la vie, en donnant »toutefois connoiſſance du fait à la Juſtice du lieu, ſur

»le champ même». C'est ainsi qu'on y a sauvé plusieurs victimes, sans renoncer aux formalités usitées, mais incapables de les remplacer. C'est une Société formée à Amsterdam en faveur des noyés, qui a procuré cet heureux changement, en profitant des ouvrages dont nous aurons occasion de parler. Elle a vu couronner son zele par les suffrages les plus authentiques. Il est beau d'y voir cette Compagnie de citoyens vertueux, fournir volontairement aux dépenses faites pour traiter tous les noyés; donner un prix à celui ou à ceux qui prouvent en avoir sauvé un, sorti de l'eau sans aucun signe de connoissance; prendre des mesures pour rendre son établissement durable, pour le convertir en une fondation à perpétuité, & n'être, pour ainsi dire, embarrassée que du nombre & du choix des souscripteurs, qui se présentent à l'envi pour partager le plaisir de leur bienfaisance (*a*).

Dès qu'un noyé est tiré de l'eau, les indications qui se présentent à remplir, sont de rétablir la chaleur naturelle & la circulation arrêtée; de débarrasser la poitrine & le cerveau, du sang dont ils sont surchargés, & de vuider, le poumon sur-tout, de l'eau qui peut avoir été inspirée. Les meilleurs moyens d'y parvenir, pour le rappeller à la vie, sont les suivans:

1°. On lui introduira dans les intestins la fumée âcre & chaude du tabac, de la maniere qu'on le dira plus bas. Dans le cas où l'on n'a pas ce qu'il faut

(*a*) Hist. & Mém. de la Société formée à Amsterdam en faveur des noyés. *Amsterd. chez Pi. Meyer, trois parties, 1768—71.*

pour pratiquer cette opération, la Société Hollandoise conseille d'y introduire tout simplement de l'air avec une pipe ordinaire ou un tuyau quelconque, un chalumeau, un soufflet, ou enfin une gaine de couteau dont on coupera la pointe : pratique qui remonte, à ce qu'il paroît par le proverbe, à l'antiquité la plus reculée. Plus ces deux opérations se feront promptement, fortement & avec continuité, plus elles seront efficaces, la premiere sur-tout. C'est en général l'une des deux qu'il faut pratiquer d'abord, & cela se peut sans perdre un moment, en quelqu'endroit que le noyé ait été posé au sortir de l'eau. Il est bon aussi de lui souffler la fumée du tabac dans le nez & dans la bouche. Du tabac en poudre, soufflé dans les narines, a quelquefois produit un bon effet; &, quand il a repris connoissance, il faut qu'il fume lui-même. M. Isnard, pense qu'un suppositoire de tabac du Bresil peut suppléer à la fumigation dans les intestins; mais l'effet du suppositoire doit lui être bien inférieur à tous égards; il ne convient que pour procurer quelques évacuations, après que la fumée du tabac aura ranimé avec le concours de l'air. La plus mauvaise position qu'on puisse donner à un noyé, c'est de le tenir sur le dos; il faut le mettre tantôt sur un côté & tantôt sur l'autre, & quelquefois sur le ventre, comme quand on veut lui incliner la tête & le corps.

2°. On lui ôtera, le plutôt possible, ses habits mouillés pour essuyer & dessécher son corps tout pénétré d'eau, souvent froid, engourdi & même roide, ce qui peut s'exécuter de plusieurs manieres : ainsi on le frottera fortement par tout le corps, & sur-tout le long de l'épine, avec de linges chauds ou de la flanelle chaude, arrosés d'eau-de-vie, à laquelle on mêlera avec succès un sel volatil, concret ou liquide. On peut aussi saupoudrer ces linges ou cette flanelle avec du sel de cuisine, sec & pilé très-fin. On peut encore le réchauffer en le tenant auprès d'un feu doux & modéré, en lui couvrant le corps de cendres chaudes, produites par la combustion du bois, du charbon de terre, de la tourbe, de la fiente de vache, du varec ou de la soude ; ou avec du sel chaud, du sable chaud, des couvertures de laines chauffées, des peaux d'animaux récemment tués, ou bien anciennes & chauffées, les habits de dessous des assistans, & enfin par la chaleur douce de personnes saines couchées dans le même lit que le noyé. On a pourtant quelques raisons de croire que les peaux d'animaux récemment écorchés doivent, malgré leur chaleur douce & naturelle, être fort inférieures à l'application de la cendre chaude, ainsi que les peaux anciennes, parce qu'en s'appliquant exactement à la surface du corps, elles en bouchent les pores & empêchent que l'air n'y pénetre. Comparez, ci-après, l'observation du Mousse & celle de M. du Molin.

3°. Tandis qu'on sera occupé à introduire la fumée du tabac ou de l'air par l'anus (*n°. 1*), & à réchauffer le noyé (*n°. 2*), on lui tiendra sous le nez un linge trempé dans de l'eau-de-vie, ou toute autre liqueur forte,

ou

ou bien un flacon de quelque ſel volatil très-pénétrant ; & on lui en frottera même les tempes & les pouls ; on peut auſſi y appliquer le baume apoplectique.

4°. Il eſt bon auſſi de lui chatouiller la gorge & le nez avec une plume ſeche ; mais qu'on ſe garde bien de lui verſer dans la bouche du vin, de l'eau-de-vie, ou toute autre liqueur forte, qu'on ne ſoit bien ſûr qu'il pourra les avaler.

5°. Voici encore un moyen qui a réuſſi : qu'un des aſſiſtans mette ſa bouche exactement ſur celle du noyé, lui ſerrant les narines d'une main, & preſſant le ſein gauche de l'autre, & qu'alors, en ſoufflant avec force, il tâche d'enfler ſes poumons : ce moyen, pratiqué dès les premiers momens, peut devenir auſſi efficace, & même peut-être plus que celui d'introduire dans les inteſtins l'air ou la fumée du tabac ; il n'exige aucun inſtrument, & n'exclut pas les deux premiers articles.

6°. Il eſt ſouvent néceſſaire d'employer tous les moyens indiqués (*nos.* 1, 2 & 3), avec force & avec conſtance pendant quelques heures ; car pluſieurs noyés ne ſont revenus qu'au bout de quatre ou cinq heures : mais il faudra auſſi faire une ſaignée (*a*), par une large ouverture, à la veine jugulaire ou à une des plus groſſes du bras, le plutôt poſſible. Si le ſang ne vient pas immédiatement après la piqure, on la laiſſera ouverte & l'on continuera les frictions. Il eſt inutile de penſer à la ſaignée du pied, en pareil cas les vaiſſeaux des

(*a*) Nouvelles obſervations ſur les effets de la ſaignée, par M. el Baron de Haller, &c. 1756.

parties inférieures sont flasques, ils ne donneroient du sang que long-temps après ceux des parties supérieures; tout le sang s'est refoulé sur la poitrine & sur la tête. Pour faire cette saignée, il ne faut pas attendre qu'ils aient rejetté toute l'eau qu'ils auront pu absorber.

7°. Quand ils sont bien revenus, on peut leur faire boire un petit verre d'eau-de-vie avec dix goutes d'esprit de sel ammoniac, pour relever les forces de la vie & le pouls, qu'il faut alors tâter souvent, pour examiner s'il ne se forme point intérieurement quelque dépôt, qui détruiroit tout le fruit des peines qu'on a prises. Pour peu qu'on craigne cet accident, qui est l'effet nécessaire des efforts du noyé & de la surprise de son sang, peut-être aussi des coups qu'il a pu se donner en tombant, il vaut mieux faire une seconde saignée, & affoiblir un peu le malade, que de lui laisser des forces nuisibles : il ne mangera point, ou que très-peu; du reste, il suffira de lui donner de bon bouillon. Il est arrivé plus d'une fois, que faute de veiller aux accidens subséquens avec circonspection, on n'a ramené les noyés à la vie que pour deux jours. On doit penser qu'un homme vigoureux, par exemple, pléthorique & plein d'humeurs, qui tombe dans l'eau ayant chaud, eau qui est conséquemment très-froide relativement à l'état de son sang, peut contracter sur le champ une pleurésie dangereuse, indépendamment des accidens communs à tous les noyés. Il leur faut donc plusieurs jours de repos & de soins, les frictions qu'ils ont essuiées étant seules capables de leur abattre les forces,

& de rendre leurs membres douloureux.

Les moyens qu'on vient de propoſer, ſont les plus efficaces que l'on connoiſſe juſqu'à préſent, & ils ſont confirmés par l'expérience la plus éclairée. Il y a tout lieu d'eſpérer qu'en les répandant & les faiſant connoître univerſellement, ceux qui auront occaſion de les pratiquer, pourront en imaginer d'autres, & les communiquer à leur tour, pour augmenter la maſſe des connoiſſances en cette partie. Les avantages qu'on en a retirés, en rappellant à la vie des noyés qu'on regardoit comme perdus, prouvent qu'il faut toujours les tenter ſur tous ceux qu'on retire de l'eau, à moins que des ſignes évidens de corruption n'en montrent l'inutilité. Pour donner une idée des reſſources de la Nature, on pourroit rapporter ici l'hiſtoire qui nous a été tranſmiſe par Pechlin (*a*), de trois noyés, dont le premier a paſſé ſeize heures ſous l'eau, & a été rappellé à la vie; mais on y renvoie le lecteur, pour juger par lui-même du degré de certitude que peuvent mériter ces faits, le dernier ſur-tout, *page* 134. Au reſte, on ne peut pas ſe flatter de les ſauver tous, quoiqu'on leur ait adminiſtré les ſecours les plus efficaces, & avec le plus de prudence. Tant de cauſes étrangeres & inhérentes à leur accident, comme le grand âge, la foibleſſe de la conſtitution, le ſaiſiſſement, effet de la frayeur & de la circonſtance, le froid, une apoplexie qui aura précédé la chûte, des dépôts qui ſe font en tombant,

(*a*) *Joh. Nicol. Pechlini, de vitâ ſub aquis.* Kiloni & Amſtel. 1676, *in-8°* de 183 pag.

ou des bleſſures qu'on leur fait en les retirant ; tant de cauſes, dis-je, peuvent concourir à leur mort & l'accélérer, qu'il eſt même étonnant qu'on en puiſſe ſauver quelques-uns. Ces jours paſſés (le 21 Juin), une femme d'un certain âge, graſſe & replette, eſt tombée dans l'eau, près du Pont-royal ; elle avoit encore ſa connoiſſance quand on l'en a eu retirée ; mais elle eſt morte vingt-quatre heures après, en rendant du ſang écumeux : elle avoit pourtant rejetté d'abord de l'eau, au moyen d'une potion, émétiſée peut-être, qu'on lui donna. Mais on ne doit pas ſe rebuter ; quand on n'en rechapperoit qu'un ſur vingt, on feroit toujours amplement dédommagé de ſes peines. On eſpere que ceux qui leur donneront déſormais des ſoins, s'abſtiendront de ces pratiques meurtrieres & barbares ; comme de laiſſer un malheureux ſur le bord de l'eau, ſouvent tout nud & expoſé à l'air froid, tandis qu'on devroit le réchauffer peu à peu ; de le placer près d'un grand feu, qui peut lui faire plus de tort que de bien, par la raréfaction ſubite des humeurs ; de lui verſer dans la bouche des liqueurs, comme des eaux ſpiritueuſes, de l'urine chaude, une décoction de poivre dans du vinaigre ; de rouler un homme dans un tonneau ; de le ſuſpendre par les pieds ou avec une corde paſſée ſous les bras. Ce n'eſt pas que des ſecouſſes légeres ne conviennent ; mais il feroit plus nuiſible de ſecouer ſur les bras, à moins que ce ne fût un enfant, qu'un homme ſeul peut manier aiſément, que de ſecouer doucement ſur une couverture. Il ne feroit pas hors de propos non plus de pencher de temps en temps la tête du noyé, pour lui faire rendre de l'eau, non celle de l'estomac, qui ne peut pas être bien nuisible, mais celle du poumon, s'il y en a : mais il ne faut pas qu'il reste longtemps dans cet état, ni que la pente du corps soit forte; un peu moins d'élévation à la tête qu'à la poitrine suffit. On adopte aussi les secousses d'un chariot où l'on seroit obligé de transporter le noyé, pourvu qu'on l'y mît sur de la paille; mais comme la nécessité de donner les fumigations, les frictions & le ressuage (*n°*. 2), &c. est la plus pressante, on ne parle ici de ces moyens secondaires, que pour montrer qu'ils ne sont pas tout-à-fait inutiles, loin d'être nuisibles. On peut cependant leur humecter la langue & tout l'intérieur de la bouche avec une plume trempée dans une liqueur forte; mais il ne faut pas qu'il en puisse tomber une goutte dans la trachée-artere. Il est vrai qu'un homme sans sentiment, est sans irritabilité; mais on peut suspendre & détruire le bien qu'on vouloit & qu'on pouvoit lui faire en évacuant l'eau de son poumon, s'il y en a; à moins qu'on ne prétende qu'une liqueur forte tombée dans la trachée-artere avant le retour de la connoissance, la rétablira, ce qui peut être, & servira ensuite d'émétique pour en faire sortir ce qui s'y trouve : mais, comme cela n'est pas prouvé, il vaut mieux évacuer l'eau qui peut se trouver dans le poumon, par des moyens sûrs & exempts d'inconvéniens, sans y introduire de liqueurs, que de s'exposer aux inconvéniens qui peuvent résulter de cette intromission.

Ici ſe préſente la queſtion ſi l'émétique convient à un noyé qui a repris toute ſa connoiſſance ? On répond à cela, que la néceſſité de l'émétique, en pareil cas, peut bien avoir lieu, comme, par exemple, pour quelqu'un qui ſeroit tombé dans l'eau en ſortant de table, &c. mais il ne faut pas confondre le noyé avec l'apoplectique. L'émétique ranime & ſoulage celui-ci, en qui il y a encore de la reſſource, parce qu'il a encore le principe de vie, & que la circulation ſe fait encore aſſez bien ; il y a ſtagnation dans ſon cerveau, & non extravaſion ; les vaiſſeaux y ſont variqueux & non déchirés : la preuve qu'il avale l'émétique, c'eſt qu'il vomit enſuite ou va par le bas. Il n'en eſt pas de même du noyé ; outre qu'il n'eſt pas toujours certain qu'il ait de l'eau dans la potrine ou dans l'eſtomac, avant qu'il ait repris connoiſſance, l'émétique ne lui eût rien fait, ſi ce n'eſt du mal en tombant dans la trachée-artere ; & quand il l'a eu repriſe, ce qu'il ne doit point à l'émétique, mais à d'autres ſecours plus efficaces & plus indiqués, l'émétique ne lui conviendroit peut-être encore qu'après avoir été ſaigné ; à moins que ce ne fût un enfant ou un adulte foible, qui ne pourroit pas rendre autrement l'eau qui peut le tenir dans la ſtupeur, l'apathie, en gênant la reſpiration : alors l'émétique avec l'oxymel ſcillitique dans du vin, ou une liqueur forte & de l'eau, peut très-bien convenir. Mais après une ſaignée ou deux, un noyé fatigué de ſon accident & des ſecours qu'on lui a donnés, a-t-il bien beſoin d'émétique, pourvu toutefois qu'il ait bien rendu ſon eau, s'il en a ; ou qu'il n'ait pas la respiration gênée par une indigestion ? On croit que la prescription de ce médicament doit être bien pesée auparavant. Au reste, comme on ne peut pas prévoir tous les cas, & qu'on ne peut pas affirmer que l'émétique soit souvent inutile ou nuisible, on laisse aux Médecins le soin de juger quand il conviendra de l'appliquer. On trouve, il est vrai, un matelot (*a*) rechappé par la saignée de la jugulaire, les vomitifs & la fumigation du tabac dans les intestins ; mais il faudroit avoir cette observation plus en détail, pour juger de quelle utilité l'émétique a pu être en ce cas : le traitement en est étranglé, tandis qu'on n'a omis aucune circonstance sur la maniere dont ce matelot s'est noyé.

Dans l'observation suivante (*b*), il est question d'un mousse, que le Chirurgien du vaisseau fit vomir avec de l'huile d'olives & de l'eau tiede, ce qui est très-heureux, & ne sera probablement pas beaucoup imité ; car on observe que malgré la fumigation du tabac, qui avoit précédé, & le rechauffement avec des peaux de moutons récemment écorchés, ce mousse, qui n'étoit resté que dix-huit minutes sous l'eau, ne put articuler quelques paroles que six heures après l'effet du vomissement & des lavemens, qui lui firent un bon effet. Il ne se souvenoit de rien de ce qui s'étoit passé ; il avoit la fievre, & un assoupissement léthargique qui détermina à le faire saigner plusieurs fois : le lendemain

(*a*) Isnard, *pag.* 25.

(*b*) Ibidem, *pag.* 26.

il fut purgé, après quoi il fut bien : la fievre s'étant calmée jufqu'au fixieme jour, qu'elle revint avec l'affoupiffement, le mouffe fut de nouveau faigné du bras, & enfuite de la jugulaire, & purgé deux jours après, enforte que le douzieme jour il fut parfaitement rétabli. On a déja vu (*a*) que la lenteur du retour de la connoiffance, &c. ne doit pas être entiérement attribuée à l'huile feule, mais peut-être aux peaux de mouton.

La fumée du tabac, introduite dans les inteftins, étant un des remedes les plus néceffaires au foulagement des noyés, pour fimplifier cette opération, & la mettre à la portée de tout le monde, il a fallu entrer dans des détails qui feroient minutieux en toute autre circonftance, & la placer après le traitement, dont elle auroit trop coupé l'hiftoire, par l'étendue qu'exige fa defcription. Voici les conditions à remplir : *Injecter par l'anus la fumée chaude & irritante du tabac, en écartant le dégoût que cette opération pourroit caufer à l'artifte chargé de l'appliquer.*

Si l'inftrument de Bartholin, perfectionné par Muffchenbroeck, & figuré dans le livre de M. Ifnard, étoit plus connu ; fi ceux qui font décrits & repréfentés dans l'ouvrage allemand de Stiffer (*b*), étoient en ufage en France comme en Allemagne, il ne faudroit qu'en confeiller l'ufage : mais comme il eft moins queftion

(*a*) N°. 2, fur la fin.

(*b*) *De Machinis fumiductoriis.* Hamburgi, Liebezeit. 1686, in-4°.

de

de décrire & de repréſenter ces fumigateurs, que d'y ſuppléer par les voies les plus ſimples, voici comment on pourra remplir les vues propoſées, aiſément, ſans appareil, & de maniere que tout le monde puiſſe exécuter cette opération.

La pipe eſt un inſtrument ſi connu, qu'on n'en parle que pour en faire obſerver l'ingénieuſe ſimplicité, en l'appliquant au but qu'on ſe propoſe. S'il n'étoit queſtion que d'en injecter tout ſimplement la fumée par l'anus d'un noyé, il ſuffiroit d'y introduire le bout d'une pipe allumée, & de ſouffler avec la bouche par le godet; mais comme ce godet pourroit brûler la bouche de l'opérateur, & que les inteſtins pourroient lui renvoyer un air déſagréable ou de la cendre dans la bouche: pour éviter ces deux inconvéniens, il lui faut deux pipes; la premiere doit être faite à l'ordinaire, mais elle ne doit pas être de terre; elle pourroit bleſſer l'inteſtin, s'y caſſer & y reſter, à moins qu'elle ne ſe termine par une embouchure de corne, faite en forme de canule: ces ſortes de pipes ſont communes dans nos provinces; on la charge de tabac, on y met un charbon, & on l'allume en ſoufflant dans une ſeconde pipe vuide, dont le godet s'emboîtera juſte, comme la gorge d'une tabatiere, avec celui de la pipe chargée, qu'on n'eſt plus cenſé pouvoir allumer, en en pompant l'air à l'ordinaire avec la bouche, dès qu'elle a ſervi une fois. On inſiſte expreſſément qu'il faut ſouffler par la ſeconde pipe vuide, pour faire réuſſir l'opération; car ſi l'on ſouffloit, au contraire, dans la premiere pipe

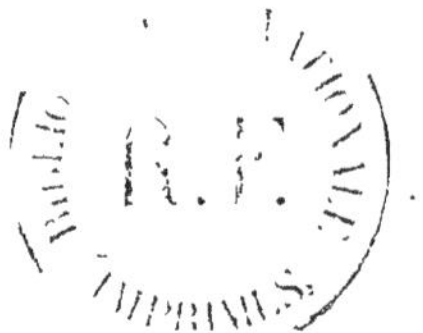

chargée, le tabac s'éteindroit, comme tout le monde fait, & au lieu d'en envoyer la fumée dans les inteſtins, on n'y enverroit, au contraire, que des cendres & des étincelles, avec de l'air ſans fumée, ce qui ne ſeroit pas un inconvénient réel, ainſi qu'on l'a vu (*n°*. 2), mais ne rempliroit pas toutes les vues qu'on ſe propoſe : phénomene qui n'a pas lieu quand on fume à l'ordinaire, parce que le tabac ne brûlant qu'au haut du godet, celui qui eſt au bas, près du trou du tuyau, ſert de filtre aux cendres & aux étincelles, ſans compter que la petiteſſe du canal y entre pour quelque choſe, pas toujours néanmoins, car les fumeurs tirent bien auſſi des étincelles quand tout eſt brûlé. On aura ſoin auſſi que le tabac de la premiere pipe ſoit bien allumé, afin d'être bien ſûr qu'on aura introduit de la fumée : quant à la ſeconde pipe non chargée, celle qui ſert ſeulement à ſouffler dans la premiere ; on peut, pour plus de commodité, terminer ſon embouchure comme celle d'une trompette, & pratiquer un robinet dans ſon milieu. Il paroît eſſentiel auſſi d'en faire le canal plus large, parce que l'emboîture des deux peut laiſſer perdre beaucoup de vent, malgré le ſoin d'y adapter du papier humecté ou de la peau. On peut auſſi appliquer avec avantage, & pour plus grande commodité, à la premiere pipe, ces longs tuyaux de cuir dont quelques fumeurs ſe ſervent, avec une embouchure ou canule de corne.

En Allemagne, on donne des lavemens avec une veſſie de bœuf, à laquelle eſt adaptée une canule : cette canule s'emboîte à vis avec une gorge attachée à la vessie, & assez large pour admettre le tuyau d'un entonnoir; on pourroit absolument s'en servir en qualité de fumigateur, en l'applatissant avant que de la remplir de la fumée du tabac; mais, comme on perdroit du temps, & que cette fumée ne seroit plus si chaude, on tirera beaucoup meilleur parti d'un soufflet, dont le canal peut être dans l'anus du noyé, tandis que l'ame en sera exposée à la fumée du tabac brûlant dans un réchaud. En supposant que l'intestin ne s'affaisse pas pour boucher le canal du soufflet, quand on en écarte les panneaux, & qu'ainsi la fumée des intestins soit refoulée dans le soufflet, l'ame ne doit pas laisser d'en tirer du réchaud, si elle est large & libre, comme elle doit toujours être en ce cas; autrement il faudroit une seconde soupape derriere le canal, comme aux soufflets d'orgue, machine encore plus difficile à se procurer que les deux pipes. Le soufflet du boucher ne conclut rien en ce cas; le vent s'en engouffre dans des cellules, d'où il ne sort pas même à l'air libre.

Mais ce traitement seroit imparfait si l'on n'y joignoit les raisons sur lesquelles il est fondé; si l'on ne faisoit connoître la nature de l'accident auquel il faut remédier par les expériences qui ont été faites à ce sujet; si l'on n'apprenoit enfin comment on se noie, pour tâcher de faire appliquer & trouver même toutes les especes de secours qui conviennent aux noyés.

Comme plusieurs causes concourent à leur mort, on ne doit pas l'attribuer plutôt à l'une qu'à l'autre; seulement on est obligé d'examiner chacune en particulier, pour connoître son effet propre & pour le distinguer de l'effet des autres; & c'est alors qu'on voit qu'il n'en faut pas tant où une seule suffit.

Voici un phénomene qui montre sensiblement les effets d'un ralentissement marqué dans la circulation des humeurs. Deux hommes animés par la colere, satisfont leur rage en se portant des coups mortels; on leur jette un seau d'eau sur le corps, & ils se retirent, en perdant une envie de se faire du mal, qui n'est plus chez eux que l'effet de la réminiscence : ce changement subit vient de celui de leurs humeurs; la colere les avoit développées, raréfiées & fouettées au point que le feu paroissoit dans leurs yeux étincelans; un peu d'eau froide les condense, tranquillise leur fougue, & ne laisse subsister qu'une légere action tonique, que ce développement de matiere phosphorique, propre à entretenir cette chaleur douce qui convient à une vie tranquille, qui est l'état naturel de l'homme. Ce fait, que personne ne conteste, n'est qu'une foible image de ce qui se passe dans les noyés; les suivans frappent mieux au but.

On sait que pour guérir un fou, on le met dans un bain d'eau froide, où l'on mêle peu à peu de la neige ou de la glace. Il est arrivé quelquefois que le froid a été si grand, que le malade y a succombé : cependant un fou a plus de chaleur dans le sang, plus de rapidité dans la circulation, & plus de roideur dans les fibres, & malgré cela il périt la tête hors de l'eau, par le froid seul, qui arrête la circulation, malgré l'accès de l'air libre qui favoriſe le jeu de la potrine ; & par-là celui du cœur.

C'eſt par la même raiſon qu'on périt par le froid, pendant le ſommeil ſur-tout, & quelquefois malgré l'exercice de la marche. Le ſang ſe condenſe ſi fort, les vaiſſeaux ſe rétréciſſent, & la circulation ſe ralentit au point que le mouvement des humeurs ceſſe, & la vie en même temps : cependant il y a ici du mouvement ; l'élaſticité de l'air froid & la force des ſolides, doivent faire un contre-poids conſidérable contre la congélation des humeurs, & le froid appliqué par l'air eſt bien inférieur en puiſſance à celui qui eſt appliqué par l'eau, qu'on peut regarder en ce cas comme une eſpece de corps ſolide, relativement à l'air. Auſſi Pechlin *(a)* penſe-t-il que les plongeurs ne vivent long-temps ſous l'eau, que parce qu'ils ont le ſang froid & glutineux, comme celui des poiſſons : ce tempéramment leur permet de ſoutenir long-temps le froid de l'eau, où ils éprouvent un état moins différent, & parce qu'il leur faut auſſi moins d'air pour la reſpiration & pour la tranſpiration, qui, ſelon cet Auteur, doivent être en équilibre au ſujet de l'air qu'elles doivent pomper pour la conſervation de l'individu ; l'air étant quelquefois capable de rediſſoudre le ſang coagulé, ainſi qu'il l'a vu dans des pendus à qui il en ſouffloit dans les vaiſſeaux. Mais après des faits ſi bien vus, on eſt étonné que le même Auteur connoiſſe des moyens pour rendre la reſpiration, & qu'il n'en con-

(a) *De vitâ ſub aquis*, page 119.

noiſſe aucuns pour rétablir la tranſpiration, c'eſt-à-dire pour favoriſer l'action de l'air par les pores de la peau, quoiqu'il conſeille l'uſage des frictions ſeches avec les liqueurs fortes, & qu'il en ſente tout le prix. Il n'eſt pas moins ſingulier qu'il ne parle pas de l'injection de l'air dans les inteſtins, ni de la néceſſité d'enfler le poumon en ſoufflant par la bouche *(n°. 5)*; auſſi ne penſe-t-on pas à lui faire un crime d'avoir ignoré les fondemens de l'application de la cendre chaude *(n°. 2)*, puiſqu'il ne parle même pas de cette application.

La cauſe du froid qui arrête la circulation, ſeroit donc ſeule capable de tuer; mais celle de la ſuffocation étant capable de tuer ſeule auſſi, comme on le voit dans ceux qui ont été expoſés à la vapeur du ſoufre, du vin fermentant, des charbons allumés & autres mouffettes, ou plus ſimplement encore dans les animaux qu'on a privés d'air dans la machine pneumatique, ou même qu'on laiſſe ſous le récipient avec tout l'air qu'il contient, & qui n'en périſſent pas moins, parce que cet air perd ſon élaſticité faute d'être renouvellé, & qu'ils ne reſpirent que leur propre tranſpiration. On voit que les noyés ont encore, de plus, contre eux l'eau qui leur pénetre le corps, & qui entre quelquefois dans leurs poumons & dans l'eſtomac, ſans parler du ſang, que nous examinerons dans la ſuite.

On dit *quelquefois* d'après l'expérience, & par les conſidérations ſuivantes. Si un homme tombe dans l'eau avec une bonne quantité d'air dans la poitrine, on préſume qu'il ne ſera pas tenté d'en vouloir inſpirer davantage, & conséquemment qu'il ne tirera pas d'eau d'abord : si le froid le tue avant qu'il ait rendu tout son air, il n'aura donc pas tiré d'eau ; ce cas doit être fort rare, & il l'est en effet ; car la crainte de celui qui tombe, vuide l'air de ses poumons, en lui serrant la poitrine, & le premier mouvement d'un homme plongé sous l'eau est d'en vouloir repomper, ce qui introduit l'eau dans ses poumons. Mais il peut se faire que la premiere goutte qui tombe dans la trachée-artere, lui cause des convulsions capables de le souffoquer avant qu'il ait eu le temps de tirer de l'eau. Tout le monde sait ce qui se passe quand on avale de travers, selon le langage vulgaire, c'est-à-dire quand une miette de pain ou une goutte d'eau tombent dans la trachée-artere ; on touffe par convulsion jusqu'à ce qu'elle soit sortie : si, pour continuer la toux, on inspire un peu de nouvel air, la miette rentre, & alors on touffe plus fort, jusqu'à épuiser tout l'air contenu dans le poumon. Il n'est personne qui n'ait senti dans ce moment un étouffement, une espece d'agonie, qui, pour peu qu'elle eût duré, eût été suivie de la mort. Mais si nous supposons cet homme sous l'eau, il doit succomber nécessairement à la premiere inspiration, & peut-être même auparavant, à cause du saisissement ; à l'air libre, il a été tout près ; sous l'eau, la moindre goutte peut suffire. On a observé qu'en même temps le visage de cet homme est devenu gonflé, rouge & violet, comme on le voit dans les enfans qui commencent à pleurer ; la grande sensibilité du premier moment les fait crier par éclats ou par convulſion, juſqu'à ce qu'ils aient auſſi épuiſé tout l'air de leur poumon. Ils paſſent même quelques ſecondes ſans rendre de ſon, & ſans inſpirer de nouveau; peu s'en faut qu'ils n'étouffent, & il ne feroit pas étonnant que cela fût arrivé : quelques-uns s'évanouiſſent alors pendant un certain temps. On les fait revenir par deux moyens oppoſés; on leur pince le nez & on leur ſouffle dans la bouche, comme aux noyés *(n°. 5);* ou bien, leur laiſſant les narines ouvertes, on pompe bruſquement par leur bouche, non pour tirer de l'air du poumon, car il n'y en a plus, mais pour donner à ce viſcere des pincemens qui ſubſtituent la convulſion à l'apathie, & le forcent d'inſpirer.

Mais ſi un homme eſt tout près d'étouffer à l'air libre, ne ſera-t-il pas ſuffoqué ſous l'eau ſans recommencer l'inſpiration? s'il la recommence, inſpirera-t-il beaucoup d'eau? ou s'il n'en tire qu'une goutte, elle lui redonnera les mêmes convulſions, & le fera ſuccomber la ſeconde fois, s'il va juſque-là. L'un & l'autre arrive ſans doute, puiſqu'il y a des noyés qui ne rendent pas d'eau, & que d'autres en rendent; mais dans ce dernier cas, il peut ſe faire encore que la tranſpiration du poumon faſſe une partie de cette eau. Cette tranſpiration, qui eſt abondante dans l'homme ſain, doit augmenter en raiſon de la ſueur froide qu'éprouvent ceux qui ſe trouvent mal, & ſur-tout du râle qu'on obſerve chez les mourans.

En examinant le ſentiment & les obſervations des auteurs qui ont traité cette matiere, on ne trouve rien de de conſtant à ce ſujet : dans certains noyés, ils ont trouvé de l'eau dans l'eſtomac & dans le poumon; dans quelques-uns, point du tout, & dans d'autres, ils n'en ont vu que dans l'une de ces cavités indiſtinctement. Cette différence ne peut être attribuée à leur inattention, ni à un eſprit de ſyſtême; elle ne vient pas non plus d'une contradiction de la Nature, qui ſuit toujours des loix conſtantes, mais variées ſelon les cauſes antécédentes. On a tâché de faire ſentir qu'un rien changeoit l'état de ces ſortes d'accidens, & conſéquemment qu'on n'en pouvoit conclure rien de certain.

L'uſage où étoient les Grecs & les Arabes, de ſuſpendre les noyés par les pieds, prouve qu'ils en avoient vu, au moins quelques-uns, rendre de l'eau par la poitrine ou par l'eſtomac. On voit, avec peine, le fameux Sennert recommander auſſi cette pernicieuſe méthode.

La coutume de rouler auſſi les noyés dans un tonneau défoncé par les deux bouts, vient du même motif. Il en eſt queſtion dans *Alexand. Benedictus* 7, *de morbis cur. cap.* 3 ; dans *Codronchus*, *de iis qui aquis ſubmerg.* dans *Chriſtop. à Vega*, *art. med. lib. V*, *ſect.* 5, *cap.* 8 ; & dans *Th. Bartholin*, *hiſt. anat. cent.* 6, *obſerv.* 68 : mais tous n'ont pas donné dans cette erreur. D'autres ont douté de l'efficacité de cette pratique; ils la rejettent même, en conſeillant, d'après leurs propres ſuccès, l'uſage des fomentations faites ſous des couvertures chaudes, des frictions avec des linges ou des flanelles, qu'on arroſe de liqueurs ſpiritueuſes, dont ils font prendre auſſi intérieurement : tels ſont *Foreſtus* , 15 , *obſ.* 26 ; *Platerus* , *obſ. pag.* 224 ; *Langelott* , *miſcell. nat. cur. dec.* 1 , *ann.* 6 , *obſ.* 20 ; *Pechlin* & autres Auteurs qui ont eu occaſion de traiter de ces ſortes d'accidens ; à quoi il faut ajouter que *Foreſtus* en particulier , recommande en ce cas ; la décoction des fleurs de camomille (l'infuſion plutôt) , comme le plus excellent de tous les remedes qu'on puiſſe employer. On voit cependant que *Zacchias* & *Rodericus à Caſtro*, ne peuvent aſſurer poſitivement qu'il ſe trouve de l'eau dans les noyés ; le premier penſant qu'ils périſſent plutôt de ſuffocation , qu'en vertu de la maſſe d'eau qu'ils ont pu abſorber , ou qui a pu pénétrer dans leurs cavités ; & le ſecond aſſurant que les noyés ne contiennent pas tous de l'eau , mais qu'ils ſuccombent plutot par la réſolution de leurs humeurs , qui ſe dilatent en vapeurs ; phénomene qu'on voit par le gonflement de ceux qui ont eu le temps de croupir & de ſe putréfier ſous l'eau : mais on ſait ce qu'il faut penſer d'une dilatation de vapeurs ſous l'eau , & que c'eſt le dégagement de l'air ſeul qu'il a pris pour des vapeurs raréfiées ; & d'ailleurs ce dégagement de l'air n'eſt pas la cauſe de la mort , puiſqu'il eſt occaſionné dans les premiers inſtans de la ſubmerſion , par la ſuffocation , & que par la ſuite il ne vient que du croupiſſement ou de la macération , dont l'effet ne peut être un peu marqué que pluſieurs jours après la mort.

Bohnius (a) ayant ouvert quelques noyés , n'a trouvé

(*a*) *De renunciatione vulnerum.* Lipſiæ , 1689 , 1711 , 1732 , 1755 , *in-8°*.

que peu d'eau & quelquefois point du tout dans le poumon & dans l'eſtomac ; il a même noyé des chiens à deſſein de s'en éclaircir ; & après les avoir ouverts, il n'a trouvé d'eau dans aucun. La même choſe eſt arrivée à *Platerus*, *quæſt. med.* à *Waldſchimid*, *Ephem. nat. cur. dec.* 2, *ann.* 6, *obſ.* 53. Auſſi la Faculté de Médecine de Leipſic, en 1689, déclara-t-elle ſuſpectes les conſéquences qu'on pouvoit tirer de l'abſence ou de l'exiſtence de l'eau dans le corps des noyés.

Malgré ces découvertes, *Becker (a)* eſt le premier, à ce qu'il dit (de ſa Ville apparemment) qui, contre le ſentiment généralement reçu, a enſeigné que les noyés ne buvoient point, & n'inſpirent pas même d'eau dans leur poumon, & qui a frondé le préjugé où l'on étoit de conclure que quand il ne ſe trouvoit d'eau dans aucune des cavités de leur corps, leur mort venoit de toute autre cauſe que de la ſubmerſion. Un chien & un homme dans le corps deſquels il ne trouva pas du tout d'eau, l'engagerent à faire de nouvelles obſervations, qui forment la matiere *(b)* de ſon Traité. En ouvrant l'homme noyé *(c)*, qui étoit reſté quelques ſemaines ſous l'eau, & qui avoit des ſignes de putréfaction, il trouve encore dans ſon eſtomac la biere dont l'ivreſſe l'avoit fait tomber dans l'eau, avec beau-

(*a*) *Joh. Conradi Beckeri*, *Paradoxum medico-legale de ſubmerſorum morte ſine potâ aquâ.* Gieſſæ-Haſſorum, 1704; *in-8°*. de 142 pages. — *Jenæ*, 1729.

(*b*) *Pref.*

(*c*) *Page* 20.

coup plus d'air, ainſi que dans les inteſtins. Le poumon étoit abſolument ſans eau, mais ſi glonflé d'air, qu'il dépaſſoit de beaucoup le thorax ouvert. Il en étoit de même du cadavre *(a)* qui n'avoit été que cinq jours ſous l'eau. Et il penſe, avec raiſon *(b)*, que la glotte ſe ferme par le gonflement conſidérable qu'elle éprouve par elle-même & par les parties qui l'environnent, pendant la ſuffocation, comme on le voit auſſi dans ceux qui avalent de travers. Enfin, il fait obſerver que cet air ne ſort des inteſtins & du poumon que quand on lui ouvre un paſſage avec le ſcalpel.

Littre conclut de ſes obſervations anatomiques *(c)*, que l'eau s'introduit dans les poumons des noyés. *Lanciſi* ne reconnoît point d'autre cauſe de leur mort *(d)*; & il ſe rapproche en cela du ſentiment d'*Ettmuller*, qui avoit attribué cette mort tout-à-la-fois & à la ſuppreſſion de l'air & à l'inſpiration de l'eau. M. Louis *(e)* a prouvé depuis par pluſieurs expériences, que l'eau qui entre dans le poumon, eſt une cauſe de leur mort.

Il a noyé un chat dans l'eau mêlée d'encre, & il en a trouvé les poumons noirs & remplis de la même eau noire; en répétant l'expérience avec des eaux différemment teintes, il a conſtamment trouvé les poumons teints de la couleur employée.

(*a*) *Page 44.*

(*b*) *Page 100.*

(*c*) Académie des Science, *année 1718.*

(*d*) *De ſubitaneis mortibus.* Romæ 1700—1707, *in-8°.*

(*e*) Lettres ſur la certitude des ſignes de la mort. *Paris, 1752, in-12°.*

Mais non content d'avoir prouvé que l'eau entroit dans les poumons des animaux qui se noient, il voulut démontrer qu'elle n'entroit pas dans le poumon de ceux qu'il avoit fait suffoquer auparavant *(a)* : il en tint donc plusieurs sous l'eau pendant quelques heures, & il fut convaincu que le mouvement de l'inspiration étoit absolument nécessaire pour pomper l'eau ; phénomene qui a lieu aussi dans le fœtus, qui n'absorbe point l'eau de l'amnios avec son poumon, parce qu'il n'a pas encore l'usage de la respiration.

» Pour examiner, dit le même Auteur, ce qui se
» passe dans un animal qui se noie, je fis attacher aux
» deux pattes de derriere d'un chien, un poids double
» de celui de son corps ; j'y ajoutai une ficelle de dix
» ou douze pieds, que je tenois dans la main : on jetta
» ce chien ainsi préparé, dans l'eau claire d'un réservoir
» bien nettoyé, pour observer tout ce qui s'offriroit à la
» vue. Avec la ficelle que j'avois à la main, je soutenois
» le poids de l'animal, de maniere qu'il eût deux ou
» trois pouces d'eau par-dessus la tête. Il se débattit
» beaucoup, remuant les pattes de devant, & faisant des
» efforts pour nager : après deux ou trois minutes il sortit
» de sa poitrine beaucoup d'air, qui forma de grosses
» bulles à la surface de l'eau ; un moment après, l'animal
» s'agitant toujours, il sortit de l'air en moindre quantité

(*a*) Si la suffocation empêche l'eau de pénétrer dans le poumon, il peut donc se faire que la suffocation par l'eau produise aussi quelquefois le même effet ; & il faut bien que tous les chiens de Bohnius & de Becker aient été dans ce cas.

» & plus à la longue : il fit la culbutte & parut mort ».

Cette expérience, répétée plusieurs fois, prouve que ce chien n'a eu un besoin pressant de renouveller l'air de sa poitrine qu'au bout de deux ou trois minutes, que jusque-là il a tenu sa glotte fermée, & que l'ayant ouverte comme pour inspirer de l'air, il a pompé de l'eau, parce que les animaux terrestres n'ont pas d'organes pour en séparer l'air : cette eau inspirée a chassé du poumon l'air qui a été vu en grosses bulles, parce qu'elles étoient formées par la viscosité de l'humeur bronchique.

L'exemple des plongeurs prouve, de même que celle du chien, que leur glotte est fermée quand ils s'enfoncent sous l'eau : comme ils ne sont pas dans la classe des hommes qui se noient volontairement ou par hasard, avant que de plonger ils ont la précaution de faire une longue inspiration, pour renfermer dans leur poumon une grande quantité d'air, qu'ils ne lâchent que peu à peu ; par la raison simple qu'on peut retenir dans ses poumons un grand volume d'air, beaucoup plus long-temps qu'on ne peut rester dans cet état intermédiaire, entre l'expiration finie & la nécessité de recommencer l'inspiration ; sans compter qu'en lâchant peu à peu une petite portion de leur air retenu, la poitrine se trouve soulagée par la diminution de pression, & par une petite action, qui joue en quelque sorte, l'alternative de la respiration sans la remplacer ; car il faut qu'ils reviennent à la surface de l'eau pour faire la même forte inspiration; ayant été obligés jusque-là d'avaler une petite gorgée d'eau toutes les fois qu'ils ont lâché de leur air ; ce que le chien a fait auſſi probablement, mais ſans qu'on l'ait pu voir.

Mais un homme qui retient de l'air dans ſes poumons, ferme volontairement la glotte, par le reſſerrement & par l'épiglotte, & la tient ſi fortement dans cet état, qu'il peut faire les plus grands efforts ſans rien lâcher de ſon air. C'eſt cet état que Boërhaave appelle *nixus expiratorius*, effort d'expiration, que tout homme peut obſerver ſur lui-même, quand il peut ſe débarraſſer de ſes excrémens, ou même lever ou pouſſer un fardeau peſant, auquel cas l'effort peut être ſi violent qu'il en réſulte quelquefois une hernie. La glotte & l'épiglotte ſont les principaux & les plus forts agens de cette opération, dans laquelle la glotte monte auſſi un peu, pour favoriſer & renforcer la ſuppreſſion de l'air, conjointement avec la tuméfaction des parties environnantes ; ce qui fait que quand on conſent à lâcher un peu de cet air, pendant un reſte d'effort, il ſe fait un ſifflement mêlé de quelque ſon rauque de la voix, approchant de la toux. Il eſt donc inutile de ſe pincer le nez en plongeant. Tout le monde peut obſerver encore que l'action d'empêcher la ſortie de l'air par le nez, eſt fort différente de celle de la glotte, & dépend d'organes différens. Les Plongeurs peuvent uſer de ce petit manege (de ſe pincer le nez) en croyant mieux faire ou pour en impoſer ; mais quand ils ſont ſous l'eau, ils ont autre choſe à faire qu'à ſe tenir par le bout du nez. Pour en revenir au chien qui n'a rendu ſon air, en grosses bulles ; que deux ou trois minutes après sa submersion, il paroît que cet animal a eu, par instinct, la précaution du plongeur ; l'idée du danger ne l'en a point empêché : il n'a point eu la même frayeur que les hommes qui tombent dans l'eau, qui doivent, par cette raison, y perdre connoissance beaucou plus vîte : on leur a toujours fait peur de cet élément, & il leur faut de l'étude pour savoir s'en tirer.

Mais la frayeur de l'homme ne doit pas être la seule cause capable de le faire périr plus vîte que le chien : on sait que cet animal a le tissu de la peau plus serré, & qu'il transpire moins ; il doit aussi, conséquemment, absorber moins d'air par la peau, & en avoir moins de besoin (voyez le *no*. 2, & ce qui est tiré de Pechlin). On ne peut donc, sans beaucoup de restriction, admettre de comparaison entre un homme & un chien qui se noient.

En insistant sur la fermeture volontaire de la glotte, c'est-à-dire, en d'autres termes, qu'elle doit s'ouvrir quand l'animal n'a plus de sentiment ; mais cette ouverture ne fait rien à la chose : il y a gonflement dans la gorge & bouffissure dans les poumons. Nous verrons plus bas comment la glotte peut se refermer encore.

Le même Auteur nous apprend qu'ayant traité un noyé, dont il n'avoit pu tirer du sang du pied, mais seulement de la jugulaire, qui recouvra l'usage de la respiration, & qui mourut peu après, il en fit l'ouverture. Il trouva environ huit onces d'eau entre la plevre & le poumon, &, malgré cet épanchement, les poumons étoient

étoient plus gonflés qu'ils ne devoient l'être naturellement. Pour s'assurer si cette eau ne s'étoit point épanchée dans la cavité de la poitrine par transsudation, il fit noyer des animaux, les rappella à la vie, & les ouvrit ensuite vivans. Il n'y trouva point d'eau dans les deux cavités de la poitrine, & il jugea que l'épanchement des noyés n'étoit sans doute que l'humeur qui exsude naturellement de la plevre des côtes & de la plevre du poumon, qui s'augmente à l'heure de la mort, loin d'être résorbée.

Dans le premier Mémoire de la Société d'Amsterdam, on ne trouve que quatre noyés sur dix-neuf, qui aient rendu de l'eau : celui du *n*°. 1, qui en rendit un peu ; celui du *n*°. 12, qui en rendit un sceau, qu'on ne peut pas juger venir du poumon : celui de Flessingue, *n*°. 16, dont on trouve ici l'observation ; & enfin l'enfant du *n*o. 17, qui en rendit aussi un peu *(a)*.

(*a*) On peut encore consulter les ouvrages suivans :

Crausius, Disput. de restitutione in vitam suffocatorum laqueo vel aquâ. Jenæ, 1705.

Jac. Smith, de submersorum morte. Pragæ, 1727.

Christ. Guil. Charisius, Disput. de morte submersorum in aquis. Regiom. Boruss. 1735.

Rud. Aug. Behrens, dans son ouvrage allemand, anonyme, qui a pour titre : *Méthode pour rappeller les noyés à la vie.* Braunschweig, 1742.

Ge. Aug. Langguth, Diss. de reddendâ recens præfocatis ademtâ animâ. Witemberg, 1748.

Ejusd. program. De curàtione recens præfocatorum magis imperandâ quam impediendâ. Witeb.

Joh. Ern. Hebenstreit, Anthropologia forensis. Lipsiæ, 1751, in-8°. *de 626 pages* — Lipsiæ, 1753, in-8°.

Il résulte donc de ce qui a été dit jusqu'ici ; qu'on périt sous l'eau, de la cessation du mouvement des humeurs, occasionnée sur-tout par le froid & par le défaut d'air, ou par la suffocation, soit qu'il y ait de l'eau dans le poumon, ou qu'il n'y en ait pas.

Reste à examiner en particulier, quelques autres phénomenes que le sang produit encore de son côté, en faisant toutefois précéder l'exemple de deux bons traitemens, pour montrer en action ce qu'on n'a vu qu'en principes.

» Une fille de dix-huit ans tomba d'une terrasse » dans la riviere *(a)*; elle fut entraînée sous une cascade, » & de-là sous des maisons, à la distance d'environ cent » cinquante pas, jusqu'à une tannerie, où elle fut arrêtée » par ses jupes, à un pieu planté sur la rive. On ignore » le temps précis de sa chûte, & conséquemment celui » pendant lequel elle put avoir été accrochée au pieu ; » mais ce temps doit être assez long, puisque sa mere » & la maîtresse dont elle étoit domestique, la cherchoient » depuis plus de deux heures, quand le Tanneur la trouva » sur le bord de la riviere.

Joh. Gottfr. Brendel, Diss. sistens experimenta circa submersos in animalibus instituta. Respond. Eman. Joh. Albert Evers. Goetting. 1753 ; edit. 2a., 1754.

Halleri, Opuscula patholog. obs. de submersis. 1755.

Joh. Georg. Roederer, Progr. quo observationum de suffocatis saturam exhibet. Goetting. 1755, in-4o. *de 53 pag.*

Idem Roederer, De suffocatis. Goettingæ, 1760.

(*a*) Lettre de M. du Molin, Médecin de Cluny, publiée dans les annonces & affiches, *Mai 1757*, & par M. Isnard.

» Après qu'on l'eut tirée de l'eau, je paſſai par haſard, » dit M. du Molin, près de la maiſon où elle étoit ; & » y étant entré avec la foule des curieux, je la trouvai » étendue devant le feu. Je repréſentai le danger de la » laiſſer expoſée à cette chaleur ; elle étoit ſans mou- » vement, glacée, inſenſible, les yeux fermés, la bouche » béante, le teint livide, le viſage bouffi, tout le corps » enflé, chargé d'eau & ſans pouls.

» Je demandai des cendres qui n'euſſent point ſervi » à la leſſive. Il avoit plu tout le matin, & l'air étoit » encore humide. Je fis mettre ces cendres dans des » chaudieres ſur le feu *(a)*, pour leur donner une chaleur » convenable ; j'en fis étendre ſur un lit, de l'épaiſſeur » de quatre doigts : on y coucha la noyée toute nue, » & on la couvrit d'une pareille quantité de cendres ; on » lui couvrit le cou d'un bas & la tête d'un bonnet, garnis » des mêmes cendres, & on étendit ſur elle le drap & » la couverture. Une demi-heure s'étoit à peine écoulée, » que le pouls de la noyée ſe rendit ſenſible : ſa voix » revint, d'abord inarticulée ; mais, après quelques bé- » gaiemens, elle prononça ces mots : *Je gêle, je gêle.* Je » lui fis prendre une cuillerée d'eau-clairette, & je la » laiſſai enſevelie dans les cendres pendant près de huit

(*a*) Pour mettre tout le temps à profit, il falloit, en attendant, donner la fumigation de tabac, les frictions ſeches avec les linges chauds, & les liqueurs ſpiritueuſes, qu'il falloit auſſi mettre ſous le nés. Il faut pourtant convenir que M. du Molin s'eſt conduit avec une ſagacité & avec une prudence vraiment dignes d'éloges, & que ſon traitement a été ſuivi du plus heureux ſuccès, en moins de temps qu'aucun autre peut-être.

» heures. Après ce temps, elle en sortit rétablie entié-» rement ; il ne lui restoit qu'une lassitude, qui se dissipa » le troisieme jour : toutes les eaux s'écoulerent par la voie » des urines : l'évacuation en fut si abondante qu'elles » percerent le lit & inonderent la chambre. Cette fille » a été mariée depuis son accident, & elle est mere de » trois enfans.

» L'ætiologie de ce phénomene, continue M. du Molin, » ne doit point se chercher ailleurs que dans les parties » salines & terreuses de la cendre », aidées par la chaleur. Telles sont les loix physiques des corps, que quand on en approche un chaud d'un froid, tous les deux se mettent au même degré de température ; la même chose arrive entre un corps sec & un corps humide : l'équilibre de toutes ces qualités s'établit dans les corps qui ont un contact immédiat. Il y a encore plus ici. » La surface du corps est criblée d'une infinité de » tuyaux perspiratoires, de filieres, de pores absorbans ; » chacun de ces tuyaux, ou la plupart, offroit son orifice » aux molécules de la cendre saline ; les particules salines » dissoutes par l'eau dont tout le corps étoit pénétré, » au moins à l'extérieur, se mêloient avec chaque petite » colonne engorgeant les orifices des vaisseaux, la dis-» solvoient, & rendoient ainsi par leur action dissolvante » & irritante, le libre exercice aux fibres vasculaires qui » ne pouvoient exercer l'oscillation vitale : ce mouvement, » il est vrai, étoit foible dans chaque tuyau séparément ; » mais, comme il se faisoit dans tous à la fois & dans » toute la surface du corps, & qu'il pénétroit de proche

» en proche jusqu'au centre, il occasionna l'écoulement » des eaux par les urines ». M. du Molin nous a appris (a) qu'il tenoit cette heureuse application du bain de cendres à la noyée de Cluni, d'une expérience dont il s'étoit amusé pendant son cours de Physique, où il avoit appris que les mouches noyées étoient rappellées à la vie au bout de quatre ou cinq minutes, quand on les couvroit de cendres ou de sel, tandis que celles qu'on abandonnoit à l'air & sans secours, ne revivoient plus.

C'est en effet le concours de toutes ces causes qui a produit un effet plus prompt & plus efficace que les autres moyens connus. Il ne reste rien à desirer dans cette cure : cette méthode a seule rempli toutes les indications, & remédié à tous les désordres. Il paroît que la dissolution des humeurs par l'alkali fixe des cendres, qui les a si bien charriées à la vessie, a rendu la saignée inutile, en résolvant la viscosité catharrale qui résulte de la froideur de l'eau ; car autrement comment concevoir qu'un sujet jeune & vigoureux auroit été parfaitement rétabli sans saignée ? On est aussi très-porté à croire que l'alkali des cendres, qui est très-chargé d'air, ainsi qu'on peut s'en convaincre en le combinant avec quelqu'acide, en introduit par les pores, & que c'est cet air en partie qui résout si promptement le sang coagulé faute de ce même air qui s'est refugié dans le poumon, qu'il gonfle & rend très-spongieux. (Voyez le n°. 5 du traitement). Il seroit à souhaiter d'avoir un parallele exact entre l'action des cendres,

(a) Seconde lettre, du 10 Mai 1758.

celle du ſable & celle du ſel. Au reſte, M. du Molin admet toutes les eſpeces de cendres, & la Société de Hollande paroît ne recommander que celles de bois.

On auroit deſiré ſavoir ſi la malade n'avoit point rendu d'eau avant ſa viſite, ou pendant le tranſport : il n'en dit rien ; & il y a toute apparence qu'il n'auroit pas omis ce fait, s'il en eût été le témoin oculaire ou auriculaire. D'ailleurs l'eau de la poitrine ou celle de l'eſtomac, a pu paſſer par les urines avec celles du ſang. Telles ſont les loix de l'économie animale. Perſonne ne conteſtera le fait ſur l'eau de l'eſtomac ; quant à celle qui pouvoit être dans le poumon, il faut faire attention que comme ce n'eſt que de l'eau, ce fluide peut être réſorbé par toutes les parties de notre corps.

Au reſte, quoiqu'on ait donné cette obſervation dans toute ſon étendue, on ne la préſente pas comme l'unique exemple qu'on puiſſe imiter ; ce ſecours ne doit pas fermer les yeux ſur les autres, ſur-tout dans le cas où il n'auroit pas un ſuccès marqué, parce qu'il peut ſe faire que ce ſuccès vienne, en grande partie, de la bonne conſtitution du ſujet.

Quoi qu'il en ſoit, il y a toujours un avantage réel à l'employer, & il ſe recommande avantageuſement de lui-même : on a par-tout des cendres ſous la main : il eſt rare qu'on ne puiſſe pas remplir des conditions ſi aiſées & d'un uſage ſi commun ; & il faut ſi peu de temps pour juger du ſuccès, qu'on peut ſe redreſſer, ſans avoir rien perdu, au cas que ce moyen ne réponde pas aux justes espérances que les traitemens antérieurs en auroient fait concevoir : il ne faut rien négliger pour n'avoir rien à se reprocher.

Sur le bord de la mer, on sera obligé de suppléer aux cendres, si elles se trouvent trop éloignées, par le sable couvert du sel de la mer, échauffé par les rayons du soleil, ou par quelque petit feu de broussailles qu'on allume dessus ; ainsi on y peut préparer, sur le champ, un lit capable de rechauffer & de ranimer un noyé.

» A Flessingue *(a)*, le 14 Octobre 1768, à une » heure & demie après-midi, *Jean Hasel*, Allemand de » naissance, âgé de vingt-trois ans, qui avoit servi comme » soldat, sur la frégate de guerre, *le jeune Prince d'Orange*, » étant fortement pris de vin, tomba du pont de la Bourse » dans l'eau, où il demeura une demi-heure. Quand il » en eut été tiré, il avoit les yeux fermés, la bouche » ouverte, le visage livide ; il étoit absolument froid, sans » mouvement, sans sentiment, sans respiration, sans » pouls ni battement de cœur. On le porta dans une » auberge, mais l'hôtesse refusa de l'y laisser, étant » imbue du préjugé si commun que cela lui étoit interdit : » on fut donc obligé de le coucher au bas du perron » de la maison voisine, jusqu'à ce qu'un des assistans » eût certifié à l'hôtesse qu'il lui étoit permis de le » recevoir, & se fût même rendu caution pour les torts » qu'elle craignoit, auquel cas elle consentit à le laisser » entrer chez elle. Il s'étoit passé encore une demi-heure » depuis qu'il avoit été tiré de l'eau, & il n'avoit donné

a) Hist. & Mém. de la Société d'Amsterdam, *1768*.

» aucun ſigne de vie. On alluma du feu, auprès duquel » on le mit ; on le déshabilla, & on lui frotta fortement » tous les membres, avec des linges chauds trempés dans » de l'eau-de-vie : au bout de trois quarts d'heure il » ſortit quelqu'écume de ſa bouche. On continua de » même jusqu'à quatre heures ; alors on lui tira neuf » onces de ſang de la jugulaire, & quelques minutes » après il vomit un peu d'eau. On lui mit ſous le nez de » l'eſprit de ſel ammoniac, puis on mit en œuvre le » fumigateur, qu'on n'avoit pu ſe procurer plutôt. » (manquer de pipes en Hollande !) Une quantité de » fumée de tabac ayant été ſoufflée dans ſon corps, il » ſe fit un grouillement dans le bas-ventre, & il rendit » encore un peu d'eau ; ſes yeux s'ouvrirent enfin, & il » recouvra le ſentiment : on lui fit avaler un demi-verre » d'eau-de-vie, dans laquelle on avoit mis quelques » gouttes d'eſprit de ſel ammoniac, qu'on lui fit encore » ſentir, & on reprit les frictions. La circulation du ſang » s'étant fortifiée, on lui fit au bras une ſaignée révulſive, » ſur quoi il commença à parler, & demanda qu'on le » laiſsât un peu dormir ; on l'étendit à cette fin ſur des » bottes de paille, juſqu'à ce qu'on *eût obtenu la permiſſion* » de le tranſporter à l'Hôpital, où il coucha cette nuit. » Il partit le lendemain pour Middelbourg, à peu près » rétabli, ſinon qu'il ſembloit avoir un peu de fievre, & » qu'il ſentoit quelques douleurs dans les membres, ce qui » n'étoit pas ſurprenant, vu les fatigues qu'il avoit eſſuyées, » & les frictions qu'on lui avoit faites.

Galien & *Chriſtop. à Vega* aſſurent que ceux à qui il ſort

ſort de l'écume par la bouche ne périſſent pas tous ; quoi qu'en diſe Hippocrate, *aph.* 43, *ſect.* 2. Le fait rapporté ci-deſſus confirme le ſentiment de Galien.

Borel rapporte (*a*) qu'on rendit la vie à un noyé, qui avoit demeuré long-temps ſous l'eau, en le mettant d'abord dans un lit bien chaud, & lui appliquant ſur la région du cœur du pain rôti, émietté & humecté d'eau-de-vie, ce qu'on renouvella ſouvent, & en lui faiſant des frictions ſeches par tout le corps, juſqu'à rougeur. Le même Auteur guérit un homme qui tomba dans la chaux (*b*), en le lavant dans de l'eau tiede, & lui donnant de la confection hyacinthe.

Le dragon noyé, dont M. Duchemin de l'Étang (*c*) nous a donné depuis peu l'obſervation, n'avoit non plus que du ſang écumeux dans le poumon ; on n'y a pas trouvé d'eau, & il tiroit la langue ; tous phénomenes qu'il a vus préciſément les mêmes dans un autre noyé, qu'on ne ſauva pas, non plus que le dragon. M. Portal, qui a ouvert pluſieurs ſujets noyés, & un grand nombre d'animaux noyés à deſſein, a aſſuré à M. de l'Étang avoir trouvé rarement de l'eau dans leur poumon, ou ſi peu que cela n'étoit pas comparable à la ſéroſité qui ſe trouve dans les voies aëriennes de certains catharreux, ſouvent morts d'une cauſe étrangere à cette maladie. Depuis, le même M. Portal lui a aſſuré qu'ayant eu de nouvelles occaſions d'ouvrir des noyés, il n'y avoit

(*c*) Hiſt. & obſer. *cent.* 2, *obſerv.* 2 ; Francofurti, 1676, *in*-8°.

(*b*) Ibidem, *cent.* 4, *obſ.* 30.

(*c*) Mém. ſur la cauſe de mort des noyés. *Paris*, *Didot*, 1771, in-8°. *de 30 pages*.

F

pas apperçu le moindre vestige d'eau étrangere. Enfin M. de l'Étang ne regarde l'eau qui se trouve dans les poumons de quelques noyés, que comme un accident, semblable à peu près à celui de ce mouton, dans la trachée-artere duquel il trouva de l'herbe mâchée, ou de ce bœuf, qui a présenté le même phénomene à M. Portal.

Nous ne suivrons pas M. de l'Étang dans le reste de sa Dissertation, qui est polémique & opposée à l'ouvrage de Mrs. Faissole & Champeaux (*a*), dont nous allons extraire quelques passages, en en écartant aussi tout ce qui est de médecine légale ; notre but étant de nous renfermer dans la recherche des secours dus aux noyés, en tâchant de faire concevoir comment on meurt de submersion, pour engager à en perfectionner le traitement autant que cela se pourra. Il faut pourtant prévenir que le but de ces deux Chirurgiens est de prouver qu'une fille qui avoit passé quinze jours sous l'eau, étoit périe de mort violente, parce que les vaisseaux de son cerveau étoient engorgés, & qu'il ne se trouva point d'eau dans le poumon.

» Nous avons prouvé, disent ces Messieurs (*b*), qu'en » général les noyés ne rendent point de sang par le nez » ni par la bouche, & qu'ils ne tirent point la langue » hors de la bouche. » Ce qui suit est du rapport des Commissaires, ou du Jugement qu'ils ont porté.

» L'on convient généralement que les noyés (*c*)

(*a*) Expér. & observ. sur la cause de la mort des noyés. *Lyon & Paris*, *Didot*, *1768*, in-8°. *de 375 pag.*

(*b*) *Pages 273, 335 & 362.*

(*c*) *Page 328.*

» meurent suffoqués par l'entrée de l'eau dans les poumons ; » qui en ayant chassé l'air, tient les bronches gonflées, & » fait séjourner le sang dans l'artere pulmonaire, faute » d'un nouvel air ou d'une nouvelle inspiration, pour le » pousser dans la veine du même nom, & le conduire » au cœur. Ces expériences sont conformes à celles de » M. Louis (*a*), sur des chiens ouverts après vingt-trois » jours de submersion.

» On a trouvé constamment les poumons de tous les » animaux (*b*) qui avoient été submergés vivans, remplis » d'une quantité plus ou moins grande d'eau écumeuse, » quoiqu'ils n'eussent été ouverts que long-temps après » avoir été noyés, qu'ils fussent même déja altérés par la » putréfaction, & qu'on les eût retenus suspendus la tête » en bas. Au contraire, dans les animaux submergés après » la mort, & qui n'ont pas été noyés, quelque long-temps » qu'ils aient séjourné dans l'eau, on n'a jamais trouvé » ce fluide dans leur poumon.

» Il n'est aucune expérience où l'on n'ait constamment » vu cette écume visqueuse (*c*), soit dans les poumons » des chiens récemment noyés, soit dans ceux qu'on a » laissé putréfier, & qui n'ont été ouverts que vingt-trois » jours après avoir été noyés & suspendus la tête en bas, » soit enfin dans des poumons coupés en plusieurs portions » & exposés à l'air pendant plusieurs jours.

» On pourroit croire que cette eau écumeuse contenue

(*a*) *Page* 329.
(*b*) *Page* 360.
(*c*) *Page* 333.

» dans les poumons, en ſort (a) après quelque temps, ou » eſt repompée avant quinze jours par les petits vaiſſeaux » du tiſſu pulmonaire ; mais il eſt décidé que cette eau » écumeuſe vient du mélange de l'humeur bronchiale » avec l'eau qui y eſt entrée : cette écume ſe forme prin- » cipalement aux extrémités des ramifications bronchiques, » au moyen de l'air qui y reſte enfermé, même après » l'expiration ordinaire, & qui n'en ſort conſéquemment » que dans les mouvemens violens & convulſifs de la » poitrine d'un animal qui s'agite vivement », comme il arrive dans ces ſortes de cas. On peut ajouter à cet air, celui qui doit ſortir du ſang alors, qui s'en ſépare pendant la ſuffocation, & dont l'abord, au bout d'un certain temps, cauſe la putréfaction, ſelon *Macbride*, par ſa ſéparation du ſang, ou que la putréfaction laiſſe échapper : c'eſt cet air qui peut entretenir l'état de cette eau écumeuſe qui exiſte ſi long-temps dans les noyés par accident. » La viſcoſité de l'humeur bronchique » ne permet pas le dégagement de cet air auſſi aiſément » que de l'écume de ſavon, qu'on ne peut pas prendre » pour terme de comparaiſon, parce qu'elle diſparoît » quelques heures après. D'un autre côté, les expériences » prouvent que cette écume viſqueuſe, formée dans les » bronches, peut s'y conſerver plus de quinze jours », ſoit que celle qu'on y trouve, y ait exiſté depuis le premier inſtant de la mort, ou qu'il s'en ſoit formé de nouvelle par l'air ſorti du corps, comme il y a plus d'apparence. » Si l'écume d'un ſang viſqueux ſe conſerve

(a) *Pages 330 & 341.*

» plusieurs jours dans la palette, à plus forte raison l'écume » bronchique se conservera-t-elle long-temps dans les » cellules du poumon ». Mais la mucosité bronchique est bien supérieure par sa viscosité, à celle de la lymphe du sang, ainsi qu'on peut s'en convaincre, en comparant des crachats & du sang; & soit qu'on regarde le sang des personnes qui expectorent cette mucosité, comme étant de même nature que cette mucosité même filtrée dans le poumon, ce qui ne peut pas être, puisqu'alors elle est seule & sans mélange, toujours est-il vrai qu'elle sera moins capable d'emprisonner l'air dans la palette, où elle est en grosses bulles, que dans les extrémités des bronches, où elle est divisée en de très-petites cellules, qui sont entretenues dans leur état & par les parois des bronches & par la petitesse qu'elles y ont nécessairement.

D'un autre côté, si l'on fait attention à l'air qui se dégage des humeurs d'un noyé, malgré le poids de l'eau, qui n'empêche pas que son bas-ventre ne se gonfle, » on verra que non-seulement (*a*) la mucosité » bronchique ne peut pas être résorbée », mais encore qu'elle doit être repoussée par le nouvel air que le corps peut fournir pendant un certain temps, dont la quantité est immense, eu égard au volume du cadavre.

Mais, outre que le tissu demi-cartilagineux (*b*) » & ligamenteux des bronches, s'oppose à la résorption » de la mucosité, l'affaissement même de ces membranes » doit s'y opposer ». On conçoit néanmoins que l'air

(*a*) *Page* 332.
(*b*) *Page* 331.

intérieur bourſoufflant les véſicules pulmonaires, doit en ſortir, parce qu'il fait exploſion par le reſſort qu'il a repris depuis qu'il s'eſt raſſemblé en maſſe, en agrégé ; & c'eſt préciſément cet air qui doit repouſſer la mucoſité, l'écume par la bouche. » A quoi il faut encore » ajouter qu'il ne doit plus y avoir de réſorption après » la mort, puiſque la ſeule atonie des parties l'empêche » même pendant la vie », comme on le voit dans quelques hydropiſies aſcites, &c.

C'eſt peut-être cet affaiſſement général de toutes les parties, qui aura fait croire à *Dètharding*, que l'épiglotte ferme exactement la glotte des perſonnes qui ſe noient, & qui lui a fait pratiquer la bronchotomie d'après ce faux principe. Mais qui ne voit que le poids de l'eau doit tenir l'épiglotte fermée quand il ne ſort plus d'air de la poitrine, & que le cadavre ſera dans l'état de macération ; que cet air & l'écume viſqueuſe en ſortiront toujours toutes les fois qu'ils feront aſſez volumineux pour faire éruption, & qu'alors ſeulément l'épiglotte macérée & demi-putride, ayant perdu ſon élaſticicité, ſe fermera comme une ſoupape par le propre poids de l'eau ? Et c'eſt préciſément là ce qui empêche qu'il n'y ait équilibre entre l'écume viſqueuſe & l'eau extérieure, c'eſt-à-dire que celle-ci ne diſſolve & ne vuide l'écume du poumon. C'eſt donc là ce qui conſerve l'écume viſqueuſe pendant trois ſemaines. Elle peut ſortir du poumon dans l'eau, comme elle ſort du ſang dans les bronches, par ſon expanſion, mais jamais y rentrer : c'eſt par cette raiſon qu'il ſort quelquefois un peu de ſang par la bouche ou par le nez des noyés, ſans compter que les efforts violens qu'ils font pour reſpirer dans l'inſtant où ils ſe noient, ſont le plus ſouvent la cauſe de cette ſortie du ſang, comme on le voit dans quelques perſonnes qui rient, qui chantent, qui touſſent ou qui ſoufflent trop fort dans de inſtrumens à vent, ou dans celles qui ſucent trop fort, ou plutôt qui veulent pomper en inſpirant : cette double action ſe paſſe dans les noyés : ils veulent inſpirer, mais ils ne tirent que de l'eau ; un mouvement naturel d'expiration leur fait repouſſer cette eau qui les met en convulſion ; la ſecouſſe alternative eſt également violente.

Au reſte, en convenant avec *Déthardíng*, comme on l'a déja dit, mais non à ſa maniere, que la glotte ſe ferme par la ſuffocation, c'eſt-à-dire, par le gonflement des parties bourſoufflées par emphyſême ou par phlogoſe, & non par l'épiglotte, comme il le croit ; car il eſt certain que des noyés ont conſervé la bouffiſſure de leur poumon pendant quelques ſemaines ; le véritable traitement montre encore que la laryngotomie eſt une fauſſe opération ; c'eſt la ſaignée qui convient plutôt pour dégonfler l'entrée de la glotte : mais comme la ſaignée ne peut pas réuſſir dès les premiers inſtans qu'un noyé eſt tiré de l'eau, il faut donc s'occuper à remettre en équilibre l'air de ſon corps avec l'air extérieur ; c'eſt ce qu'on opere avec les frictions ſeches, les cendres chaudes, & en ſoufflant dans le poumon & même dans le bas-ventre, quoiqu'il y ait déja de l'air. On voit en même temps l'inutilité de ſuſpendre la tête en bas.

» Ces Meſſieurs ſoutiennent (*a*) que les vaiſſeaux

(*a*) *Page 361.*

» du cerveau & du cervelet, ne doivent pas être engorgés » dans les noyés ; que cet incident eſt ſeulement celui » d'une mort violente. Dans la quantité de chiens noyés, » on n'a apperçu aucun gonflement dans les vaiſſeaux de » ces viſceres, excepté que les vaiſſeaux de la baſe du » crâne étoient gonflés dans quelques-uns ; au contraire les » chiens noyés après l'étranglement, avoient les vaiſſeaux » du cerveau engorgés, & la maſſe de ce viſcere comme » pénétrée de ſang.

» Cependant on s'accorde généralement à dire (*a*) » que l'engorgement des vaiſſeaux du cerveau eſt un » ſymptôme commun à ceux qui meurent dans l'eau ; & » tous les Chrurgiens (*b*) qui ont été témoins de leurs » expériences, & qui en ont fait leur rapport, ſont d'avis » que les vaiſſeaux du cerveau des noyés ſont toujours » engorgés. »

Examinons actuellement ſi l'engorgement des vaiſſeaux du cerveau, en qualité de ſymptôme ordinaire à ceux qui ſe noient, peut être la cauſe de leur mort.

Le premier membre de la queſtion étant admiſſible, il eſt queſtion de ſavoir ſi le ſecond eſt véritable : cette queſtion auſſi importante que curieuſe, mérite d'autant plus d'être développée que le traitement y eſt lié, en dépend & peut l'éclairer à ſon tour.

Il eſt certain que le premier accident que les noyés éprouvent après le ſaiſiſſement, eſt la ſuffocation : il ſuffiroit bien ſeul pour leur ôter la vie, ainſi qu'on l'a vu quand on l'a conſidéré ſeul, ou abſtraction faite des

(*a*) *Page* 336.

(*b*) *Page* 341.

autres ;

autres ; mais il n'en eſt pas moins vrai qu'il ſe trouve accompagné d'autres circonſtances qu'il faut examiner auſſi.

En effet, le gonflement & la preſſion des bronches, dans ceux qui ſe noient, ſont la cauſe de l'embarras du ſang dans les arteres pulmonaires : il doit donc s'en former dans le cerveau, par la preſſion qu'éprouveront les veines-caves aſcendante & deſcendante, comme il arrive aux malades qui ont une pleuréſie, une péripneumonie, une fluxion de poitrine, qui ont ſouvent un mal de tête continuel, & le viſage animé du ſang qui le gonfle ; quand ils touſſent, ils ſentent leur mal de tête ſe redoubler : la même choſe arrive à ceux qui ont de la toux ſans fievre, quoiqu'en un degré inférieur. Enfin l'effort d'expiration porte toujours le ſang à la tête.

Mais comme cet effort d'expiration n'eſt que momentané dans les perſonnes qui touſſent, qui chantent, qui ſoufflent, &c. les vaiſſeaux du cerveau n'éprouvent qu'une ſtagnation inſtantanée de la part du ſang. Il n'en eſt pas de même des noyés ; le dernier coup de piſton du cœur porte à la poitrine & au cerveau : il eſt de fait que toute convulſion intercepte le paſſage du ſang des arteres dans les veines. Dans les dépériſſemens accompagnés de fievre aiguë, les arteres battent fort & les veines ſont flaſques : ici les arteres du cerveau ſeront gorgées de ſang, parce qu'elles ne peuvent pas le tranſmettre aux veines, & celles-ci n'en ſeront pas moins gorgées non plus, parce que le retour n'en ſera pas libre vers la poitrine. Le cerveau doit donc être néceſſairement engorgé par ces deux raiſons : ſi cela ne ſe voit pas toujours, cela arrive par des incidens particuliers ; qui ne détruisent pas les principes posés, ou la regle générale.

Mais l'engorgement du cerveau est-il aussi-bien la cause de la mort des noyés que celui de la poitrine, ou, si l'on veut, la suffocation ?

Il n'y a pas d'apparence, quoique tous les deux symptômes semblent y concourir également. Au reste, pour plus de précision, on est obligé de mettre ici une distinction entre les mots d'engorgement & de gonflement, quoiqu'on les ait quelquefois employés indifféremment. Il n'est pas douteux qu'il n'y ait gonflement dans les vaisseaux du cerveau des noyés, tout concourt à le prouver ; mais ce gonflement ne consistera qu'en des vaisseaux plus ou moins distendus, il ne s'étendra pas jusqu'aux plus petits ; mais l'engorgement ira jusqu'à teindre la masse du cerveau en rouge, par la distension, non-seulement des vaisseaux capillaires-sanguins, mais encore par celle des vaisseaux lymphatiques, où il sera introduit par *erreur de lieu* ou par force. Dans ce dernier cas, il y aura quelquefois extravasion, ou tout au moins inflammation, comme dans la phrénésie. Si les noyés étoient dans ce cas d'engorgement, on n'en sauveroit presque pas, sur-tout quand ils ont passé quelques heures sous l'eau ; ils mourroient apoplectiques dès les premiers instans de leur accident. On peut citer ici, pour terme de comparaison, les pendus, qui meurent presque toujours apoplectiques ; mais les noyés sont dans tout autre cas. En effet, qui ne voit que la condensation du sang, par le froid de l'eau, doit déja produire une différence considérable, une stagnation simple plutôt qu'un engorgement décidé? Aussi ne doivent-ils périr que de la suffocation seule, ou d'un défaut de mouvement, comme dans la syncope.

Dans les noyés, la circulation ne s'éteint pas aussi subitement que dans les pendus, parce qu'ils n'éprouvent pas la même gêne; elle jouit d'une espece de liberté qui la conserve quelque temps: le cœur doit battre plus long-temps, quoique foiblement, puisqu'on peut les rappeller à la vie plusieurs heures après qu'ils ont été sous l'eau; quoique l'on conçoive cependant, puisque c'est un fait, qu'il peut recommencer ses fonctions tout-à-fait interrompues, mais sous la glace seulement, dit Sauvages *(a)*. Au contraire, « dans le cas d'étran-»glement *(b)*, la compression mécanique de la corde sur »les veines extérieures du cou, empêche le sang veinal de »revenir de la tête à la poitrine; tandis que le sang des »arteres, celui des vertébrales sur-tout, ayant le passage »libre, au moyen de l'espece de canal osseux qui les »garantit de la compression extérieure, augmente de »plus en plus l'engorgement des vaisseaux du cerveau. Cette différence paroît même à l'extérieur: les noyés ont bien sur le visage quelques symptômes approchans de ceux des pendus, mais très-légérement; au lieu que dans ceux-ci la bouffissure de la face, le teint livide & plombé, la proéminence des yeux, le boursoufflement des levres frappent, & annoncent leur genre de mort d'une maniere sensible: leur cerveau est encore plus

(*a*) *Nosologia*, class. *G*.

(*b*) *Page 339*.

pénétré de ſang à proportion, & encore ne meurent-ils pas tous de cet engorgement. Leur mort eſt quelquefois auſſi l'effet de la luxation des vertebres du cou, & conſéquemment de l'interruption de la moelle épiniere. La preuve en eſt qu'on a ſauvé quelques pendus qui n'avoient pas les vertebres du cou luxées, & qu'on n'a point ſauvé d'animal à qui on ait diſloqué ces mêmes vertebres, au point d'occaſionner une ſolution de continuité dans la moelle épiniere ; raiſon pour laquelle on tue un chat en le tirant par la tête & par la queue, & un bœuf ou une baleine en leur inſinuant une lame aiguë entre l'occiput & la premiere vertebre.

Ce n'eſt donc pas, en général, de crainte que les noyés ne périſſent d'engorgement au cerveau, qu'on les ſaigne de la jugulaire : c'eſt ſeulement parce que ce viſcere eſt plus gonflé de ſang qu'à l'ordinaire, & qu'en détruiſant cette ſtagnation, qui ſuſpendoit ſes fonctions & celles du cœur, dans une circonſtance où l'action de celui-ci a beſoin d'être allégée, en rétabliſſant celle du cerveau, on rétablit auſſi celle du cœur, qui reprend peu à peu ſon battement, ayant moins de réſiſtance à vaincre ; c'eſt enfin par une révolution que fait néceſſairement en ce cas la ſaignée, par le relâchement qu'elle produit, relâchement néceſſaire dans l'état de preſſion ſpaſmodique & extérieure qu'ont éprouvé les noyés. D'ailleurs le ſang doit mieux ſortir par les veines qui en contiennent le plus, & ce ſont ſans contredit les jugulaires & enſuite celles du bras.

Enfin la ſaignée eſt néceſſaire en ce cas comme dans ceux d'une frayeur, d'un ſaiſiſſement, d'un coup à la tête sans fracture du crâne, d'une chûte où l'on ne s'est fait aucun mal, mais où un effort violent a produit une commotion, c'est-à-dire un resserrement dans tout le systême vasculaire, auquel cas le sang doit se dégorger forcément dans les vaissaux qu'il n'a pas coutume de parcourir. Dans toutes ces circonstances, il n'y qu'une stagnation commençante, sans extravasion ni inflammation : la saignée n'y est pas toujours strictement nécessaire ; mais au bout de quelque temps, on peut se repentir de ne l'avoir pas faite. En supposant que l'accident eût été jusqu'à produire un engorgement par la suite, il eût été résout de prime-abord, ou plutôt prévenu. Si on attend qu'il se forme, il n'est plus si aisé d'y remédier ; il est donc plus prudent d'affoiblir un peu, que de courir les risques de laisser former un dépôt. Ici, comme en beaucoup d'autres occasions, l'esprit humain ne va point jusqu'à distinguer nettement le cas où l'on peut absolument se passer de la saignée, de celui où elle devient d'une nécessité absolue : il y a à peine un point d'intervalle entre les deux ; & ce point sera à jamais imperceptible à nos yeux, quand bien même le sujet de la difficulté leur seroit exposé à nud : ils ne peuvent juger des infiniment petits de la matiere, dont ils ne peuvent connoître la nature ; ils ne sont sensibles qu'aux grands effets des masses.

On doit se rappeller d'ailleurs que le sang des noyés a perdu son air, & enfin a été sans circulation pendant quelque temps. Si ce sang est encore chargé d'humeurs, il doit en résulter des inconvéniens proportionnés à leur différente nature, indépendamment de la stagnation générale & ſimple. Mais il ne faut pas perdre de vue que ceci n'eſt que la ſuite de la ſuffocation.

Il réſulte donc que la ſuffocation & le ſaiſiſſement ayant plus de part à la mort apparente ou réelle des noyés, que l'engorgement du cerveau, tel qu'on le voit dans les apoplectiques ou les pendus ; le plus preſſant pour rappeller ces malheureux à la vie, eſt de recourir aux moyens indiqués (*n^os^*. 1, 2 & 3), ſans toutefois négliger la ſaignée (*n°*. 6), ni les autres ſecours recommandés (*n^os^*. 4, 5 & 7).

P. S. L'impreſſion de cette Méthode étoit achevée, lorſqu'on a eu connoiſſance d'une Inſtruction imprimée à l'Imprimerie Royale, ſur le même objet, que le Gouvernement, toujours attentif au bien public, fit répandre dans les Provinces en 1758. Ce précis, qui n'eſt que de deux pages *in*-4°. a été extrait par M. *de Reaumur*, de différentes années du Mercure Suiſſe. Il paroît que M. *Iſnard* a eu connoiſſance de toutes ces pieces, dont il a ſu faire un bon uſage. Tout ce qu'il contient d'eſſentiel, ſe trouve ici en plus grand détail ; mais on ne peut ſe refuſer au plaiſir de rapporter les réflexions qui le terminent. » Quoique le peuple du Royaume, » dit cet illuſtre Académicien, ſoit aſſez généralement porté à la » compaſſion, & à donner du ſecours aux noyés, ſouvent il ne le » fait pas, parce qu'il ne l'oſe, & craint de s'expoſer aux pourſuites » de la Juſtice. Il eſt donc eſſentiel qu'on ſache, & on ne ſauroit » trop le répéter, pour détruire le préjugé où l'on eſt là-deſſus, » que nos Magiſtrats n'ont jamais prétendu empêcher qu'on n'adminiſtre aux noyés tous les ſecours qui peuvent être tentés en leur » faveur : ce n'eſt que quand leur mort eſt certaine, que des raiſons » particulieres déterminent la Juſtice à s'en emparer. »

FIN.

www.ingramcontent.com/pod-product-compliance
Ingram Content Group UK Ltd.
Pitfield, Milton Keynes, MK11 3LW, UK
UKHW021944260726
13994UKWH00004B/1535